A MES PARENTS

A MES AMIS

A MES COLLÈGUES DE L'INTERNAT D'ANGERS

A mon Président de Thèse

M. LE DOCTEUR PAJOT

Professeur à la Faculté de médecine.

A M. LE DOCTEUR PINARD

Professeur agrégé à la Faculté de médecine.

A M. LE DOCTEUR FARGE

Professeur de clinique interne à l'École d'Angers.

A M. LE DOCTEUR DEZANNEAU

Professeur de clinique externe à l'École d'Angers.

A M. LE DOCTEUR GUICHARD

Chirurgien-adjoint à la Maternité d'Angers.

A MM. LES PROFESSEURS DE L'ÉCOLE D'ANGERS

CONTRIBUTION A L'ÉTUDE

DE

L'ANENCÉPHALIE

DIAGNOSTIC

PENDANT LA GROSSESSE ET L'ACCOUCHEMENT

INTRODUCTION

Pendant notre internat à l'Hôtel Dieu d'Angers, nous avons eu l'occasion d'observer un cas intéressant d'anencéphalie : il s'agissait d'un fœtus anencéphalien, genre dérencéphale.

C'est cette observation qui nous a donné l'idée de ce travail. M. le Dr Pinard et M. le Dr Guichard d'Angers ont bien voulu nous communiquer des observations intéressantes sur le même sujet ; qu'ils en reçoivent ici tous nos remerciements.

Le sujet que nous allons aborder présente un point de vue tout nouveau, celui du diagnostic de l'anencéphalie : les tératologistes, en effet, ont à peine indiqué cette question pratique, et les nombreuses observations d'anencéphaliens, publiées jusqu'à ce jour, traitent presque exclusivement de l'anatomie et de la physiologie de ces monstres. Nous n'avons pas la prétention de combler cette lacune ; nous voulons seulement attirer l'attention sur cette question, heureux si, par les quelques matériaux que nous avons réunis, nous pouvons être utile à ceux qui, plus favorisés que nous, pourront compléter dans la suite l'étude de ce sujet.

DIVISION

Nous diviserons l'étude du sujet en trois parties : dans la première nous présenterons quelques considérations générales sur l'anencéphalie, surtout au point de vue de sa pathogénie.

Dans la seconde partie, nous citerons les observations nouvelles que nous avons recueillies ; puis nous analyserons au point de vue du diagnostic quelques-unes des observations déjà publiées et nous en déduirons les signes qui permettent d'établir le diagnostic pendant la grossesse.

Dans une troisième partie nous indiquerons le diagnostic de l'anencéphalie pendant l'accouchement ; enfin nous poserons quelques conclusions.

CHAPITRE I

CONSIDÉRATIONS GÉNÉRALES SUR L'ANENCÉPHALIE

Dans la classification d'Isidore Geoffroy-Saint-Hilaire, classification qui date de l'année 1837, les Anencéphaliens constituent la troisième famille de la troisième tribu des monstres unitaires autosites. Cette famille se divise en deux genres : les Dérencéphales et les Anencéphales.

Les Anencéphales sont caractérisés par l'absence totale de l'encéphale et de la moelle épinière ; aussi Ollivier d'Angers, dans son *Traité des maladies de la moelle épinière*, leur a-t-il donné le nom d'Amyélencéphales.

Quant au mot Dérencéphale, employé d'abord par Etienne Geoffroy-Saint-Hilaire pour désigner un groupe de monstres dont le cerveau imparfait était placé sur le cou, il servit à Vincent Portal pour dénommer un genre de monstres privés d'encéphale et de la partie cervicale de la moelle. C'est donc une contraction du mot Déranencéphale (V. Portal, *Annales des sciences naturelles*, T. XIII).

Ces monstres sont atteints de spina-bifida s'étendant chez les anencéphales à tout le canal rachidien et se bornant chez les dérencéphales à la partie de ce canal dont la moelle est absente. On remarque souvent aussi d'autres anomalies, telles que fissures du palatin, déviations du rachis, absence de plusieurs vertèbres, éventration, etc.

Nous ne séparerons pas l'étude de la dérencéphalie de celle de l'anencéphalie, car au point de vue obstétrical la différence n'est pas sensible, l'anencéphalie n'étant pour ainsi dire qu'un degré plus avancé de dérencéphalie.

Les anencéphaliens présentent une forme générale et une

physionomie particulières pour la description desquelles nous renvoyons aux observations que nous rapporterons plus loin.

Ces monstres naissent presque constamment dans le cours du huitième mois ; et les grossesses sans avoir ordinairement rien présenté de particulier ont souvent été troublées par de vives impressions.

Ils présentent à leur naissance un état d'embonpoint plus qu'ordinaire, ce qui prouve manifestement qu'ils ont joui d'une santé parfaite jusqu'au moment de leur sortie de l'utérus.

On a longtemps contesté la possibilité de la vie extra-utérine chez les anencéphaliens ; mais des faits authentiques sont venus trancher la question et Lallemand (thèse de Paris 1818) cite l'observation d'un anencéphale qui vécut trois jours et fut nourri avec du lait et de l'eau sucrée.

Ce fait de la persistance de la vie chez les anencéphaliens après la naissance ne peut pas s'expliquer comme chez les pseudencéphaliens par la conservation de la moelle épinière. On a essayé d'en rendre compte par de nombreuses théories, dont le nombre même prouve l'insuffisance. La plus connue est celle d'Haller sur l'irritabilité.

Haller considère la fibre musculaire comme possédant seule la propriété de se contracter en vertu d'une force propre, l'irritabilité, *vis insita* ; mais elle a besoin pour entrer en action d'un stimulus qui pour le muscle cardiaque est le sang ; les contractions du cœur seraient donc indépendantes de l'influence des centres nerveux.

Mais Haller a senti l'insuffisance de sa théorie ; car, l'appliquant aux anencéphaliens, il ajoute : « Plerisque medullæ « spinalis etiam fuit tantum, quantum sufficere poterat ut « cordis motus superesset. » (*Elementa physiologiæ*, lib. 10 page 356.)

Aujourd'hui l'on doit admettre avec M. S. Duplay (art. *Anencéphale* du *Dict. encyclop.*) que les phénomènes de nutrition chez les anencéphaliens sont entretenus et s'accomplissent uniquement par l'action du système ganglionnaire.

Cette opinion, émise d'abord par Winslow (*Exposition anatomique, Traité des Nerfs*, parag. 364) a été reprise par Bichat et c'est en grande partie sur elle qu'il a établi sa division en système nerveux de la vie animale et système nerveux de la vie organique.

Quant au mode de formation des monstres anencéphales, nous ne rapporterons pas toutes les théories qui ont successivement eu cours et que M. le Dr Davaine a si bien analysées dans l'article *Monstres* du *Dictionnaire encyclopédique*. L'une des plus rationnelles est celle d'Haller et de Morgagni.

Dès 1706, avant les discussions de Lémery et de Winslow sur la préexistence des germes, Morgagni émit cette opinion que chez les anencéphales « le cerveau ne manquait pas dès le principe ; mais qu'il diminuait par suite de l'hydrocéphalie qui le réduisait en eau et qu'il s'écoulait par un trou situé à l'extrémité supérieure de l'épine. » (*Epist. anat.* XX, n° 5657.)

Plus tard, dans le *De sedibus et causis morborum*, il revint sur cette théorie et cita de nombreuses observations. (Lettre XII, n° 8 et suivants.) Lallemand a repris les mêmes considérations dans sa thèse inaugurale ; enfin M. le professeur Béclard a soutenu la même opinion sur l'origine de l'anencéphalie, s'appuyant sur ce fait qu'il existe ordinairement des vestiges des parties détruites. D'après cette théorie, le liquide produit dans l'intérieur des centres nerveux, détruit complètement la substance nerveuse de l'encéphale et de la moelle épinière, distend outre mesure les enveloppes de ces organes, écarte les parois postérieures de la colonne vertébrale et détruit les os de la voûte du crâne.

M. le Dr Dareste, dans ses savantes expériences de tératogénie, est arrivé aux conclusions suivantes qu'il a exposées dans un mémoire présenté en 1866 à l'Académie des sciences et dans un ouvrage intitulé : *Recherches sur la production artificielle des monstres*. Paris, 1877.

Les monstruosités simples résultent toujours d'un même fait initial : l'arrêt de développement soit de l'embryon, soit de ses annexes.

Les différents types de la monstruosité ne dépendent pas de la nature même des causes tératogéniques, mais de l'intensité de leur action et très probablement aussi de la durée pendant laquelle cette action s'exerce sur le germe.

Quant à la diversité des résultats obtenus par l'emploi de causes identiques, il n'y a évidemment qu'une explication possible : c'est que les germes d'une même espèce, quelque semblables qu'ils nous paraissent, ne sont jamais identiques ; et que par conséquent ils réagissent différemment, suivant leur individualité, contre les conditions physiques qui troublent leur évolution.

Il faut aussi tenir compte des tendances héréditaires que le germe tient de tous ses parents immédiats (hérédité), ou médiats (atavisme), et qui viennent aussi modifier les résultats obtenus sous l'action de causes identiques.

« Ce qui caractérise essentiellement l'anencéphalie, dit M. Dareste dans le mémoire précité, c'est que d'une part l'encéphale et la moelle sont remplacés par une grande poche remplie de sérosité et que, d'autre part, le canal vertébral et le crâne, au lieu d'être fermés en arrière, sont largement ouverts pour faire place à la poche hydrorachique.

« G. Saint-Hilaire expliquait la formation de cette monstruosité par un arrêt de développement, se fondant sur ce fait qu'à une certaine époque de la vie embryonnaire l'encéphale et la moelle consistent en vésicules pleines de sérosité et communiquant les unes avec les autres. Si ces vésicules continuent à s'accroître, sans que les éléments de la matière nerveuse se forment dans leur intérieur, elles maintiendront écartées les parois latérales de la colonne vertébrale et du crâne et détermineront ainsi l'anencéphalie. »

Pour M. Dareste, l'arrêt de développement est déterminé par une hydropisie. « J'ai constaté, dit - il, dans un très grand nombre de cas que la cause qui empêche la formation des éléments de la substance nerveuse dans les vésicules encéphaliques et médullaires est l'augmentation considérable de la sérosité qui remplit leurs cavités. Cette hydropisie de l'axe cérébro-spinal n'existe jamais seule, elle s'accompagne d'une hydropisie de l'amnios et quelquefois d'une hydropisie générale de toutes les parties de l'embryon. »

. . . . « L'hydropisie de l'axe cérébro-spinal, cause de l'anencéphalie, est l'effet particulier d'une cause qui exerce son influence sur l'organisme tout entier : c'est l'anémie. Or, tous les embryons hydropiques étaient anémiques et leur anémie dépassait de beaucoup celle que l'on observe chez l'adulte. Le sang était complètement incolore à la vue, et au microscope on y constatait la présence de quelques rares globules. Cet état particulier du sang tenait à un arrêt de développement de l'aire vasculaire ; les gros vaisseaux artériels et veineux n'existaient pas ou n'étaient formés qu'en partie ; le réseau des capillaires, qui apparaît de si bonne heure dans l'aire vasculaire, était très incomplet. Dans ces conditions, les globules sanguins n'avaient pu quitter qu'en très petit nombre les îles de Wolf, où ils prennent naissance, pour pénétrer dans le torrent circulatoires ; et les îles de Wolf remplies de globules sanguins formaient autant de petites éminences rouges sur la face inférieure du blastoderme ».

Ces embryons se sont développés dans des œufs en contact avec la source de chaleur par un seul point de leur surface. Ils n'ont point vécu au delà de la première semaine d'incubation.

Chez l'homme, les anencéphales atteignent presque le terme normal de la vie intra-utérine ; il faut donc admettre que les graves désordres pathologiques peuvent être réparés par des causes physiologiques et que le développement temporairement interrompu peut reprendre son cours normal.

CHAPITRE II.

DIAGNOSTIC DE L'ANENCÉPHALIE PENDANT LA GROSSESSE.

Dans le chapitre précédent, nous avons étudié l'anencéphalie en général; nous allons aborder la question du diagnostic de l'anencéphalie pendant la grossesse. Nous citerons d'abord les observations inédites que nous devons à MM. Pinard et Guichard; nous analyserons ensuite au point de vue spécial qui nous occupe quelques observations déjà publiées. Enfin nous en déduirons les signes qui permettent d'établir le diagnostic.

OBSERVATIONS.

Observation I (communiquée par M. le Dr Guichard).

Multipare; accouchement à huit mois; fœtus dérencéphale du sexe féminin; présentation d'un plan latéral; hydramnios.

La nommée X..., habitant Villesicart près d'Angers, est âgée de 42 ans. Elle est multipare; sa dernière grossesse remonte à seize ans.

Le 9 juillet 1876, M. Guichard est mandé auprès d'elle par la sage-femme qui l'assistait et constate les faits suivants : l'enfant se présente par un plan latéral; les deux bras et une jambe sont engagés et se trouvent dans le vagin.

Le travail marchant régulièrement, l'enfant vient spontanément plié en double, ce qui est possible vu son petit volume.

Au moment de la rupture de la poche des eaux, la sage-femme avait noté l'issue d'une quantité considérable de liquide amniotique.

L'enfant est du sexe féminin; il est bien conformé de tous ses membres; mais il est peu développé et son volume est celui d'un enfant de sept mois environ. Il présente un aspect violacé, l'épiderme se desquame facilement et, comme la mère ne sentait plus remuer son enfant depuis environ six semaines, on peut admettre que la mort du fœtus remonte déjà à quelque temps.

Examen de la pièce. — La tête de ce fœtus présente des anomalies intéressantes :

Les yeux sont saillants et le front semble manquer, tant il est aplati et fuyant. Le cuir chevelu s'arrête régulièrement en formant une couronne tout autour du crâne. Au centre de cette couronne on trouve une membrane lisse, dépourvue de cheveux, se continuant sur les côtés et en avant avec le cuir chevelu et en arrière avec les téguments du cou. En cet endroit elle présente une large ouverture au fond de laquelle on aperçoit la colonne vertébrale également ouverte.

Si l'on incise les parties molles qui recouvrent le crâne, on constate les malformations suivantes : le frontal se termine au-dessus des arcades orbitaires ; les pariétaux sont réduits à deux bandelettes osseuses, formant un angle presque droit en avant. Les temporaux sont déjetés en dehors à l'extrémité des pariétaux ; leur face externe regarde en arrière et en dehors ; les apophyses zygomatiques atteignent à peine l'angle externe de l'œil.

L'occipital est réduit à sa partie basilaire qui est très développée. En un mot la cavité crânienne n'existe pas, la voûte du crâne manque et la colonne vertébrale vient s'ouvrir au dehors, au niveau du trou occipital, qui est représenté seulement par sa partie antérieure.

De ces anomalies, nous concluons que le fœtus appartient à la tribu des anencéphaliens, genre dérencéphale ; car la moelle épinière existe dans la partie fermée de la colonne vertébrale.

OBSERVATION II (communiquée par M. le Dᵣ Guichard).

Multipare ; fœtus dérencéphale ; présentation de l'extrémité céphalique ; hydramnios.

La nommée R... est âgée de 45 ans ; elle a eu antérieurement six enfants, tous vivants et bien portants.

Pendant la grossesse actuelle, qui, d'après les renseignements fournis par la malade, remonte à sept mois et demi, elle s'est sentie plus souffrante qu'à ses grossesses précédentes : elle a eu de fréquentes douleurs de reins ; enfin son ventre est plus volumineux que ne le comporte l'époque de sa grossesse.

Le travail de l'accouchement commence le 13 octobre 1877, dans la soirée.

Le 14 au matin, on constate par le toucher, à travers les membranes intactes, une partie inégale, mobile, se déplaçant facilement sous le doigt et présentant de petites saillies dures, donnant la sensation de petites extrémités fœtales.

Après la rupture des membranes il s'écoule une grande quantité de liquide amniotique. La femme accouche spontanément d'un enfant présentant les lésions caractéristiques de l'anencéphalie, genre dérencéphale ; malheureusement l'opposition des parents n'a pas permis de conserver la pièce.

OBSERVATION III (recueillie à la Maternité d'Angers par M. Laulaigne, interne du service, rédigée d'après les notes de M. le Dr Guichard).

Multipare ; accouchement à terme ; fœtus dérencéphale du sexe féminin ; présentation de l'extrémité céphalique ; hydramnios.

Marguerite P..., âgée de 20 ans, domestique, est entrée à la Maternité d'Angers le 13 août 1881, service de M. le professeur Guignard. Cette fille est un enfant-assisté de l'Hospice : nous n'avons donc pas de renseignements sur ses parents.

Réglée à 14 ans, elle est accouchée une première fois le 1er mars 1880, d'un enfant du sexe masculin, bien conformé. La grossesse actuelle remonte au commencement du mois de décembre ; la malade a vu ses règles pour la dernière fois le 15 novembre.

Le père de son enfant présente ceci de remarquable qu'aux pieds et aux mains le médius et l'annulaire sont palmés.

La grossesse n'a présenté aucune complication, si ce n'est de l'œdème des jambes et des cuisses jusqu'au huitième mois. La malade a remarqué elle-même qu'à partir du troisième mois elle était plus grosse qu'aux époques correspondantes de sa précédente grossesse.

Les mouvements actifs du fœtus ont été perçus à la fin du mois de mars ; ils étaient très énergiques et sentis dans tous les points du ventre ; tandis qu'à la première grossesse ils étaient limités à droite.

Les contractions utérines, manifestées par des coliques, se sont montrées souvent pendant toute la durée de la grossesse ; néanmoins la femme a toujours travaillé à la campagne et jusqu'aux derniers jours elle a aidé à faire la moisson : son ventre ne la gênait pas.

Enfin elle est entrée le 13 août à la Maternité où nous l'avons examinée.

A son arrivée la malade était très fatiguée ; elle se plaignait de douleurs de reins, d'une sensation de boule lui remontant à la gorge, elle avait perdu tout appétit.

Examen du 15. — Le ventre est très développé. A l'auscultation les bruits du cœur du fœtus s'entendent successivement en plusieurs points, sans qu'on puisse déterminer leur maximum.

Au toucher, on trouve le col fermé et de petites parties fœtales qui fuient sous le doigt.

Examen du 16. — A la palpation, le ventre est très volumineux, donnant une sensation de fluctuation très nette, malgré la résistance considérable de la paroi abdominale qu'on déprime difficilement.

Par la percussion on limite aisément l'utérus, qui est régulièrement sphérique à la partie antérieure, et présente au fond deux bosselures correspondant aux cornes de la matrice. En ces points on sent de petites parties fœtales très mobiles, douées de mouvements énergiques.

A la partie inférieure, au-dessus du pubis, on trouve d'autres petites parties, mobiles également et animées de mouvements. Dans les fosses iliaques et profondément on sent une partie large et résistante, se déplaçant d'un côté à l'autre ; mais il est impossible d'arriver à limiter la tête de l'enfant.

A l'auscultation on perçoit le choc des parties fœtales ; quant aux battements du cœur, en déprimant fortement la paroi, on entend des battements lointains qui semblent s'éloigner, puis disparaissent.

Au toucher, le col présente des bords épais de deux centimètres environ, et ramollis. Le doigt pénètre jusqu'à l'orifice interne et arrive sur les membranes. A gauche, on ne sent pas de partie résistante ; à droite, près de la paroi, on perçoit une partie assez volumineuse, dure, inégale et à côté une partie fœtale qui semble un pied ou une main.

De cet examen on avait conclu que la femme était dans la dernière quinzaine de sa grossesse ; qu'il y avait probablement grossesse gémellaire et que la partie en présentation était un siège.

Examen du 17. — La palpation, la percussion et l'auscultation nous donnent les mêmes résultats que la veille.

Au toucher, la partie en présentation est plus accessible au doigt. On sent une partie dure, inégale, bosselée, une sorte de circonférence osseuse avec deux reliefs arrondis au centre, se continuant à droite avec des bosselures plus molles, et à gauche, avec une surface lisse formant une dépression. Quand on touche cette surface, il semble que les mouvements actifs du fœtus sont plus énergiques.

Latéralement on trouve: à droite, une saillie arrondie; à gauche et faisant suite aux saillies osseuses, une série d'autres petits tubercules durs, superposés, donnant la sensation des apophyses épineuses des vertèbres cervicales; ils sont séparés par un léger intervalle et présentent une certaine mobilité.

Vers dix heures du matin, les contractions utérines deviennent plus énergiques et plus régulières; le travail proprement dit commence.

Nous touchons la malade plusieurs fois dans la journée et nous passons une partie de la nuit auprès d'elle, craignant qu'une intervention ne soit nécessaire. Les contractions se sont ralenties; le col est effacé; la dilatation se fait très lentement; la poche des eaux est très volumineuse et très allongée.

Le 18, à une heure de l'après-midi, la dilatation est complète, les contractions ont repris leur énergie première. Nous nous décidons à rompre la poche des eaux, ce que nous fîmes après plusieurs tentatives que nécessita la résistance considérable des membranes. Aussitôt il s'écoule un flot de liquide amniotique très clair, que nous évaluons à cinq litres au moins. L'utérus revient rapidement sur lui-même; les coliques sont très énergiques; l'enfant s'engage par la face en mento-iliaque gauche antérieure et, à deux heures, l'expulsion est terminée.

La délivrance se fait normalement au bout d'une demi-heure. Le placenta ne présente aucune anomalie; il s'insérait au fond de l'utérus, au point où nous avions constaté une mollesse particulière du globe utérin et une difficulté plus grande à percevoir les mouvements actifs du fœtus.

Examen de l'enfant. — Le fœtus qui pèse 1,630 grammes est du sexe féminin. Nous avons procédé à l'autopsie avec le plus grand soin; tous les organes sont à leur place et régulièrement développés;

les anomalies ne portent que sur la boîte crânienne et la partie postérieure du cou.

La figure est petite, mais assez régulière; les traits de la face sont
très prononcés; le nez est écrasé.

La tête repose sur les épaules par suite du peu de longueur du
cou; les yeux sont saillants et regardent en dehors et en haut. Tout
cela donne à la physionomie un aspect repoussant.

Le cuir chevelu n'est représenté que par une couronne cessant
brusquement sur une ligne circulaire qui fait tout le tour de la
tête; il y a comme une rainure cicatricielle très nette, au delà de laquelle on observe une membrane rougeâtre, lisse, soulevée par les
bosselures osseuses que nous allons décrire, et se continuant en
arrière sous forme de triangle jusqu'aux premières vertèbres dorsales.

Au cou, la peau s'arrête au niveau des rebords osseux et se continue avec cette membrane qui est tendue entre les bords de la gouttière que forment, par leur écartement, les lames des vertèbres cervicales.

Une fois les parties molles enlevées, on arrive à la surface osseuse
qui présente les détails suivants :

En avant, et de chaque côté, deux cavités logent les yeux qui ne
sont pas recouverts par la voûte orbitaire; sur la ligne médiane, à
un centimètre en arrière de la racine du nez, est un tubercule osseux
terminé à sa partie postérieure par deux crochets qui sont les apophyses clinoïdes antérieures. En arrière, on trouve une dépression
représentant la selle turcique; puis une saillie antéro-postérieure,
longue de 3 centimètres et présentant quatre prolongements latéraux
dont les antérieurs constituent le rocher, et les postérieurs le bord
antérieur de l'occipital. En dehors de ces prolongements, on voit la
partie mastoïdienne des temporaux.

En arrière des prolongements postérieurs, la paroi devient verticale sous forme de gouttière, dont le fond est constitué par la partie
antérieure du canal rachidien, et les bords par une série de tubercules qui représentent les apophyses transverses des vertèbres
cervicales. Cette gouttière a une forme triangulaire à sommet inférieur.

D'après cette description, ce fœtus rentre dans le genre dérencéphale.

Laulaigne.   3

OBSERVATION IV (recueillie sur le registre de la Maternité d'Angers).

*Primipare; accouchement à sept mois; fœtus dérencéphale du sexe féminin;
présentation de siège.*

Julie D..., âgée de 22 ans, née à Angers, est accouchée à la Maternité de cette ville, le 7 octobre 1871. Cette fille est primipare; elle est
accouchée à sept mois d'un enfant du sexe féminin pesant 1,500 grammes.

Le travail a duré vingt-quatre heures, l'enfant se présentait par le
siège.

Examen de la pièce. — Cette pièce est déposée au Musée de
l'École.

La tête est enfoncée entre les épaules; le cou manque complètement; la face regarde en haut; la base du crâne est verticale. La face
se termine en haut, au-dessus des yeux qui sont très saillants; le
front n'existe pas. Le cuir chevelu commence au-dessus des yeux et
forme une sorte de couronne, comme dans les pièces précédemment
décrites, et se continue en son milieu avec une membrane lisse se
prolongeant, sous forme de triangle, jusqu'à la pointe du sacrum.

Si l'on dissèque les parties molles, on arrive sur les parties osseuses, qui présentent à noter les points suivants :

En avant, et de chaque côté de la racine du nez, deux cavités peu
profondes logent la partie postérieure des globes oculaires. En arrière
du rebord supérieur de ces cavités, le frontal se prolonge sur une
étendue de 1 centimètre et cesse brusquement; c'est le seul vestige de
la voûte crânienne.

En arrière du bord postérieur du frontal, on remarque des saillies
et des dépressions disposées comme dans nos deux autres pièces et
qui représentent :

Sur la ligne médiane, d'avant en arrière, la selle turcique, limitée
par les apophyses clinoïdes ; puis une dépression terminée en arrière
par la partie basilaire de l'occipital et la partie antérieure du trou
occipital,

Latéralement et d'avant en arrière, deux fosses limitées en arrière
par le rocher ; puis une dépression ; enfin le bord antérieur de
l'occipital très épaissi.

A l'extrémité externe des saillies formées par le rocher et le bord de l'occipital, on trouve la partie mastoïdienne du temporal, qui, par suite du renversement de la tête en arrière, est située au-dessous des épaules.

En arrière du trou, ou plutôt de l'échancrure occipitale, la colonne vertébrale constitue une gouttière dans laquelle il n'y a pas trace de moelle ; elle s'étend jusqu'au sacrum qui est régulièrement développé et forme un canal. Cette gouttière présente à la partie supérieure une dépression assez forte : il semble que la colonne vertébrale forme une anse à convexité antérieure, ce qui explique l'absence des vertèbres cervicales et d'une partie des dorsales.

Le fond de la gouttière est formé par les corps vertébraux ; les parties latérales, par les apophyses transverses qui ne sont pas encore soudées.

D'après ces malformations, il est clair que le fœtus rentre dans la tribu des anencéphaliens, genre anencéphale.

Pour expliquer la régularité de ces anomalies, il suffit de considérer les vertèbres crâniennes.

On sait, en effet, que la boîte crânienne, prolongement de la colonne vertébrale, est formée comme elle de vertèbres. D'après M. le professeur Sappey, ces vertèbres sont au nombre de trois :

1° La postérieure ou occipitale a pour corps l'apophyse basilaire ; pour trou rachidien, le trou occipital ; pour lames, la partie postérieure de l'os ; pour apophyse épineuse, la crête occipitale externe ; pour apophyses transverses, les apophyses jugulaires.

2° La vertèbre moyenne, ou sphéno-temporo-pariétale, a pour corps la partie médiane du sphénoïde postérieur ; pour trou rachidien, l'intervalle qui sépare cet os de la suture sagittale ; pour lames, les grandes ailes du sphénoïde et les temporaux ; pour apophyse épineuse, les pariétaux ; pour apophyses transverses, les apophyses mastoïdes.

3° La vertèbre antérieure, ou sphéno-frontale, a pour corps la partie médiane du sphénoïde antérieur ; pour lames, les apophyses d'Ingrassias ; pour apophyse épineuse, les deux moitiés du frontal ; pour trou rachidien, la concavité de cet os ;

pour apophyses transverses, les apophyses orbitaires externes.

Si nous nous reportons à la description de nos pièces, nous voyons que les vertèbres crâniennes, de même que les vertèbres rachidiennes incomplètement développées, sont constituées par le corps et les apophyses transverses; le trou rachidien est transformé en canal par l'absence des parties qui le ferment à l'état normal : les lames et les apophyses épineuses n'existent pas.

OBSERVATION V (communiquée par M. le Dr Pinard).

Primipare; accouchement à terme; fœtus pseudencéphale; présentation d'un plan latéral; hydramnios.

Le 12 novembre 1879, je suis appelé par le Dr Deleschamps près de Mᵐᵉ M..., boulevard Richard-Lenoir.

Cette dame, âgée de 25 ans, d'une bonne constitution, ne présentant rien à noter d'important au point de vue de ses antécédents physiologiques, pathologiques ou héréditaires, est enceinte pour la première fois, et grosse de huit mois et demi environ.

Elle eut une syncope assez prolongée à la fin du premier mois de sa grossesse, qui évolua normalement jusqu'au cinquième mois. A partir de ce moment, le ventre prit un développement considérable qui ne fit que s'accroître jusqu'à aujourd'hui.

Je trouve cette dame assez amaigrie, il y a de l'œdème des membres inférieurs et de la région sus-pubienne. Les urines examinées ne décèlent pas trace d'albumine. Le ventre est énorme.

Au palper, je constate d'abord une tension constante de la paroi utérine ; recherchant les pôles fœtaux, je ne trouve rien d'engagé dans l'excavation ; mais, au niveau de la fosse iliaque gauche, je trouve une extrémité qui se déplace avec la plus grande facilité. A ce moment, le fœtus est extrêmement agité. Avec la plus grande difficulté, je constate dans le flanc droit une autre extrémité ; mais ni en haut ni en bas je ne puis sentir le ballottement céphalique. Chaque fois que je déprime les parois abdominale et utérine au niveau du pôle fœtal inférieur, je détermine des mouvements désordonnés du fœtus.

L'auscultation, difficile à pratiquer, en raison du liquide qu'il faut

déplacer pour arriver sur un plan fœtal résistant, me fait percevoir des pulsations fœtales extrêmement rapides ; mais le foyer
d'auscultation se déplace à chaque instant.

Le toucher nous montre l'excavation vide de région fœtale. Le col
a sa longueur normale, mais il est légèrement déhiscent. Déprimant
avec la pulpe de l'index le segment inférieur, on arrive sur des parties fœtales irrégulières, situées au niveau du détroit supérieur et à
gauche. Dès qu'on exerce la moindre pression sur ces parties, les
mouvements convulsifs du fœtus se reproduisent.

En raison de l'absence du ballottement céphalique, de l'impossibilité de trouver l'extrémité céphalique avec ses caractères ordinaires;
en raison des mouvements convulsifs qu'on fait naître à volonté ; en
raison du pôle fœtal inférieur, nous posons le diagnostic : hydropisie
de l'amnios, avec un seul fœtus présentant une malformation céphalique.

Trois jours après, le 15, à 6 heures du soir, je fus appelé de nouveau près de cette dame ; elle était en travail depuis le matin ; la
dilatation était complète et les membranes intactes ; aucune partie
fœtale accessible au toucher. La poche des eaux fut rompue, un flot
énorme de liquide fut projeté au dehors, malgré la présence de la
main dans le vagin, et bientôt un bras s'engagea. De suite, je prati-
quai la version et je pus extraire très facilement un fœtus assez bien
développé quant au tronc, mais pseudencéphale. La tumeur rouge
représentant l'encéphale avait le volume d'une grosse noix.

Les suites de couches furent normales. Mme M... redevint enceinte
en 1882 et accoucha au mois de février 1883 d'un enfant à terme très
bien conformé et pesant 2,700 grammes.

Observation VI (communiquée par M. le Dr Pinard).

*Primipare ; accouchement à sept mois ; fœtus pseudencéphale ; présentation de
l'extrémité céphalique ; hydramnios.*

Mme de R..., âgée de 30 ans, d'origine belge, enceinte pour la première fois, a eu ses dernières règles le 10 juillet 1879. Je la vois pour
la première fois le 15 novembre et je ne constate pas chez elle d'autres
symptômes que ceux observés généralement chez une femme grosse
de quatre mois. Cependant, Mme de R... me raconte qu'elle a eu dans
le mois d'août plusieurs syncopes prolongées.

A partir du mois de décembre, le ventre se développa rapidement, et, dans les premiers jours de janvier, il avait le volume qu'il présente ordinairement chez une femme près du terme de sa grossesse·

En pratiquant le palper, j'arrivai très difficilement sur les parties fœtales, et chaque fois que je pus les rencontrer, elles fuyaient de suite. Je ne pus en aucune façon percevoir le ballottement céphalique.

En pratiquant le toucher, je ne trouvai rien d'engagé, mais dès que je rencontrais, à travers le segment inférieur de l'utérus, une partie fœtale, je déterminais du côté du fœtus une série de mouvements précipités.

J'examinai nombre de fois, toujours avec le même résultat.

Le 18 février, le travail se déclara à 9 heures du soir.

Les membranes se rompirent dès les premières douleurs ; le fœtus se présenta par la face ; l'accouchement eut lieu à 5 heures du matin. L'enfant ne fit que quelques mouvements, c'était un pseudencéphale. La tumeur sanguine représentant l'encéphale avait le volume d'un œuf.

Pendant toute la durée du travail, je pus, en pratiquant le toucher au niveau de la base du crâne, déterminer des mouvements convulsifs du fœtus, pour ainsi dire à volonté.

Mme de R... est devenue enceinte de nouveau et est accouchée en 1882 d'un enfant vivant et très bien conformé.

OBSERVATION VII.

Multipare ; accouchement à huit mois ; faiblesse des mouvements actifs de l'enfant ; fœtus anencéphale du sexe féminin.

Cette observation est rapportée par Valsalva, cité par Morgagni (*De sedibus et causis morborum*, lettre 48, n° 48).

« La mère d'un monstre, qui paraissait au vulgaire semblable à un crapaud, avait mis au monde fort souvent, auparavant, des enfants des deux sexes, tantôt des garçons, tantôt des filles ; tous les premiers étaient parfaitement sains, mais les secondes, qui étaient au nombre de deux, étaient sourdes et, par suite, muettes. Enfin, comme elle avait conçu environ huit mois auparavant, qu'elle avait été triste pendant tout le temps de cette grossesse, qu'elle avait pleuré fort souvent de chagrin et qu'elle avait remarqué que les mouvements du fœtus étaient si languissants, comparativement à ceux des autres enfants dont elle était accouchée auparavant, que parfois elle le croyait presque mort, elle mit au monde à l'époque que j'ai indiquée, un fœtus du sexe féminin, dont les secondines étaient bien dans l'état naturel, mais qui était si monstrueux à la vue qu'il ressemblait plutôt à un crapaud qu'à une petite fille, excepté par ses membres inférieurs et par la partie inférieure du tronc. »

Suit la description du fœtus, qui était un anencéphale.

OBSERVATION VIII.

*Multipare; accouchement à terme; fœtus anencéphale du sexe féminin ;
présentation de siège.*

Morgagni (*Op. cit.* lettre 48, n° 50) décrit un fœtus anencéphale né en 1746.

La mère avait mis heureusement au monde, jusqu'alors, d'autres enfants et cette dernière grossesse avait également été heureuse. Mais comme elle croyait être déjà arrivée à son terme, ou n'en être pas éloignée, elle avait eu un accouchement difficile, contre toute attente et avait mis au monde cette enfant morte que l'accoucheuse avait tirée par les pieds.

Morgagni cite encore au paragraphe 52 de la même lettre une observation de Baroni sur un fœtus anencéphale du sexe féminin, né à cinq mois d'une femme d'une constitution mauvaise, affaiblie par les travaux et les privations.

OBSERVATION IX.

*Multipare; grossesse gémellaire; accouchement à terme. Premier enfant :
dérencéphale du sexe féminin venu par le siège; second enfant : bien conformé, du sexe masculin.*

Ollivier d'Angers, dans son *Traité sur les Maladies de la Moelle épinière* (3ᵉ édit. Paris, 1837, page 179), cite une observation d'anencéphalie avec existence de la moelle épinière.

Perrine Vivien, âgée de 40 ans, multipare, était arrivée jusqu'au neuvième mois de sa grossesse sans aucun accident particulier, lorsqu'elle fut reçue à l'hôpital d'Angers, le 28 octobre 1882. Une heure et demie après son entrée, elle accoucha, sans aucune douleur extraordinaire, d'un enfant anencéphale du sexe féminin ; il avait présenté les fesses et fut extrait dans cette position. On avait reconnu un second enfant dont l'accouchement n'eut lieu qu'une heure après, il était du sexe masculin et bien conformé. Il n'existait qu'un seul placenta très large ; un des cordons était implanté près de sa circonférence, et l'autre près de son centre ; les membranes formaient deux sacs distincts.

OBSERVATION X (rapportée par Lallemand, thèse de Paris, 1818).

Multipare ; accouchement à huit mois ; présentation de l'extrémité céphalique ; fœtus anencéphale du sexe masculin ; hydramnios.

Vers la fin de 1816 on reçut à l'Hôtel-Dieu une femme d'environ quarante ans, enceinte pour la sixième fois. Les cinq premières couches avaient été fort heureuses : tous ses enfants étaient venus à terme, forts et bien portants ; mais sa dernière grossesse avait été si orageuse que depuis six mois sa constitution, autrefois très robuste, était entièrement détériorée. La peau était devenue transparente, d'un jaune paille ; le tissu cellulaire sous-cutané était généralement infiltré de sérosité, surtout aux paupières. Le ventre était énormément distendu ; ce qui tenait non seulement au volume vraiment extraordinaire de la matrice ; mais encore à une hydropisie du péritoine, très facile à reconnaître.

Aussi la malade ne pouvait se coucher horizontalement sans être menacée de suffocation. Elle jugeait qu'elle était au huitième mois de sa grossesse par l'époque où elle avait commencé à sentir les mouvements du fœtus. Deux jours avant d'accoucher, elle faisait observer qu'elle les sentait encore distinctement ; mais qu'ils étaient moins forts que dans les grossesses précédentes.

Les douleurs qui annonçaient le travail se succédèrent rapidement ; la poche des eaux se rompit peu de temps après. Pour avoir une idée de l'énorme quantité d'eau qui s'échappa dans ce moment de la matrice, qu'on se figure qu'après avoir traversé les matelas et la paillasse, il s'en répandit encore beaucoup au loin dans la salle.

Après cette évacuation. les douleurs redoublèrent d'intensité et le fœtus fut expulsé tout d'un coup, sans rencontrer presque aucune résistance, ce qui tenait à l'affaissement de la voûte du crâne, car il n'avait ni cerveau ni cervelet, ni moelle épinière, et peut-être à la grande distension de la matrice. Ce fœtus était du sexe masculin.

OBSERVATION XI (par Oliver Barber. — *Revue des sciences médicales d'Hayem*, 5ᵉ année, t. X, fasc. I).

Fœtus dérencéphale: présentation de l'extrémité céphalique; hydramnios.

Ce monstre appartient à la variété dérencéphale des anencéphaliens.

Ce cas a présenté deux faits intéressants au point de vue de l'accouchement:

1° La quantité énorme des eaux de l'amnios, qui a été telle que le plancher de la chambre a été inondé et qu'il en a coulé dans la chambre au-dessous. La femme était tellement grosse avant l'accouchement qu'on croyait à une grossesse gémellaire.

2° L'ouverture supérieure du canal vertébral simulait si complètement l'ouverture anale qu'on a cru d'abord à une présentation de siège; ce n'est que lorsque l'accoucheur a senti une oreille qu'il a reconnu la véritable présentation.

OBSERVATION XII.

Multipare; accouchement à terme; fœtus dérencéphale; hydramnios.

Cette observation fait le sujet d'un mémoire très intéressant de M. le Dʳ Eustache, professeur à la Faculté libre de Lille; nous allons l'analyser brièvement.

Marie S... a 27 ans; mariée depuis six ans avec un ouvrier cordonnier, elle a eu successivement quatre enfants, tous vivants et bien portants; les quatre grossesses s'étaient très bien passées et les accouchements avaient été faciles et rapides.

Elle devint enceinte pour la cinquième fois vers le mois de novembre. Sa grossesse fut très pénible; le ventre se développa considérablement: à six mois il était aussi volumineux qu'au terme des autres grossesses et la femme croyait être enceinte de jumeaux; il était aussi très sensible et douloureux à la moindre pression.

Les mouvements de l'enfant perçus dès la première quinzaine d'avril étaient surtout sensibles vers le flanc droit; ils étaient très forts et revenaient comme par secousses qui duraient un quart d'heure environ pour ne reparaître que toutes les quatre ou cinq heures : ils ont été perçus jusque pendant les dernières périodes de l'accouchement.

Les douleurs de l'accouchement commencèrent le 15 août à trois heures du matin ; elles furent d'emblée très intenses et durèrent ainsi presque sans interruption jusqu'au lendemain matin ; elles prirent alors le caractère expulsif et devinrent incessantes jusqu'au moment de la délivrance qui eut lieu le 16 à midi.

A onze heures la sage-femme nota une poche d'eaux très volumineuse, très allongée et, derrière les membranes, une présentation inégale, bosselée, qui fut prise pour une face.

Une demi-heure après, le travail n'avançant pas, la sage-femme rompit les membranes, non sans difficulté ; aussitôt il s'écoula un flot de liquide énorme qui inonda tout le plancher de la chambre. Le liquide évacué fut estimé à cinq ou six litres.

Le fœtus descendit rapidement ; le toucher, pratiqué de nouveau, donna les diverses sensations d'une présentation de face ; quelques instants après, l'expulsion du fœtus avait lieu et ce ne fut qu'après la sortie de la tête que l'on reconnut l'erreur de diagnostic et le vice de conformation.

Diagnostic de l'anencéphalie pendant la grossesse.

Nous allons aborder le diagnostic de l'anencéphalie pendant la grossesse. Les signes sur lesquels nous établirons ce diagnostic sont tirés des observations précédentes ; ils sont de trois ordres :

Les premiers sont fournis par la palpation ; les seconds, par l'auscultation ; les troisièmes, par le toucher.

1. — PALPATION.

Un des faits que l'on constate tout d'abord, dans les cas d'anencéphalie, c'est le développement considérable du ventre. Par la palpation, on trouve que l'utérus présente une forme régulièrement sphérique ; une fluctuation plus ou moins manifeste suivant l'état de tension des parois utérines ; enfin un volume de beaucoup supérieur à celui que comporterait l'époque de la grossesse. Ces signes caractérisent l'hydramnios. L'hydropisie de l'amnios est en effet presque constante dans l'anencéphalie, et nous l'avons notée dans la plupart de nos observations ; elle se complique souvent d'ascite chez la mère, et nous avons essayé de démontrer, dans notre premier chapitre, que cette hydropisie tient à la même cause générale que l'hydramnios.

Si, d'autre part, on cherche à constater les mouvements actifs du fœtus et la situation de l'enfant dans la cavité utérine, on remarque certains faits particuliers que nous aurons à examiner.

Nous allons donc étudier d'abord l'hydramnios dans ses rapports avec l'anencéphalie ; puis nous exposerons les signes tirés de l'examen des mouvements du fœtus.

1° *Hydramnios.*

L'hydropisie de l'amnios a été fort bien étudiée. au point de vue de sa pathogénie, dans la thèse de M. le Dr Bar (Paris, 1881). On y trouve des détails intéressants que le cadre de ce travail ne nous permet pas de reproduire ; nous n'en retiendrons que les points suivants :

L'augmentation en quantité du liquide amniotique tient à une exagération dans l'action des causes qui le produisent à l'état normal. Or, il est démontré que ce liquide a une double origine : fœtale et maternelle.

A. — Du côté du fœtus, nous trouvons comme source du liquide amniotique :

1° L'excrétion de l'urine fœtale dans la cavité de l'amnios.

2° La sécrétion de la peau du fœtus.

3° La transsudation des parties liquides du sang fœtal à travers le système lacunaire lymphatique de l'amnios et du cordon ombilical.

4₀ La sécrétion par l'amnios lui-même ; elle serait produite par les cellules cylindriques décrites par Kölliker, près de l'insertion placentaire du cordon, et que Mᵐᵉ Hotz (thèse de Berne, 1878) prétend exister normalement chez l'homme.

5° Enfin, chez les anencéphales, la sécrétion du liquide céphalo-rachidien qui, suivant la plupart des auteurs, se fait en grande abondance et vient à un certain moment se déverser dans la cavité amniotique.

B. — Du côté de la mère, la caduque qui entoure l'œuf doit être regardée comme un énorme réseau de lymphatiques, communiquant entre eux et par lesquels les parties liquides du sang maternel peuvent transsuder à travers les parois de la cavité de l'amnios.

Toutes ces causes, par l'exagération de leur action, contribuent à la production de l'hydramnios ; mais nous noterons surtout les troubles de la circulation fœtale amenant une pression exagérée dans le système de la veine ombilicale et principalement les lésions du foie. On a en effet comparé l'hydramnios à l'ascite résultant de lésions hépatiques : chez l'adulte, les lésions du foie amènent une stase du sang dans la veine porte et par suite l'ascite ; chez le fœtus ces mêmes lésions produisent un excès de pression dans la veine ombilicale, d'où transsudation du liquide à travers le cordon et l'amnios.

Enfin nous avons vu qu'on peut expliquer la coïncidence de l'hydramnios avec l'ascite chez la mère par l'altération du sang maternel ; et par suite de la fluidité plus grande de ce liquide, il se fait une transsudation abondante à travers les parois vasculaires amenant chez l'une l'ascite, chez l'autre l'hydramnios.

Quelle relation y a-t-il entre l'anencéphalie et l'hydramnios? C'est une question que nous ne saurions trancher d'une façon absolue ; nous avons indiqué dans nos considérations générales l'état actuel de la science sur ce point : il résulte des magnifiques recherches de M. Dareste sur la production artificielle des monstruosités que l'hydramnios n'est pas la conséquence de la monstruosité ; mais que, comme la monstruosité elle-même, elle peut être le résultat de l'action d'une cause supérieure qu'on n'a pu encore déterminer.

2° *Mouvements actifs du fœtus.*

Les mouvements actifs du fœtus présentent des modifications que la palpation permet de constater. Ces modifications sont relatives à leur intensité, à leur siège et à leur coordination.

A. *Intensité.* — Les mouvements actifs des anencéphales présentent en général une intensité remarquable, que nous avons notée dans plusieurs observations.

Pourtant ils sont quelquefois moins vifs qu'à l'état normal, ou du moins ils paraissent tels à la mère, parce que la grande quantité du liquide amniotique protège mieux que d'ordinaire les parois utérines contre les chocs fœtaux. Du reste la langueur des mouvements fœtaux pourrait facilement s'expliquer par l'état d'affaiblissement de la mère qui coïncide presque toujours avec ce phénomène.

B. *Siège.* — Mais si l'on cherche à déterminer le point où l'on perçoit surtout les mouvements du fœtus, c'est-à-dire la situation des petites extrémités fœtales, on constate que ces parties se déplacent avec une grande rapidité. On en comprendra aisément la raison si l'on songe que le fœtus nage librement au milieu d'une grande quantité de liquide.

C. *Coordination.* — Enfin ces mouvements ont un caractère tout particulier : ils sont convulsifs ; le fœtus est animé d'une sorte de vibration spasmodique, se répétant à des intervalles très rapprochés pour cesser pendant un temps plus ou moins long qui atteint parfois quatre ou cinq heures ; mais sans rien présenter de régulier.

Voici les règles que M. le professeur Pinard, dans son cours de 1881, conseillait de suivre pour l'examen des cas qui nous occupent :

« Dans l'hydropisie de l'amnios, quatre-vingt-quinze fois pour cent l'excavation est vide : il n'y a pas d'engagement et cela parce que la cavité utérine est distendue anormalement. Le fœtus évolue donc librement dans cette masse amniotique et le pôle fœtal inférieur est extrêmement mobile au-dessus du détroit supérieur ou dans une des fosses iliaques. Il arrive même des cas dans lesquels on ne peut trouver les pôles, vu la petitesse du fœtus.

« Voici le procédé à suivre pour pratiquer le palper : vous le ferez avec délicatesse et rapidité ; c'est-à-dire que vous porterez rapidement vos mains aux deux pôles du fœtus pour l'immobiliser ; puis vous chercherez le plan résistant ; mais il est assez difficile à trouver à cause du liquide qui se trouve entre les mains de l'accoucheur et le fœtus, vous déprimerez donc avec douceur la paroi abdominale.

« Si vous ne trouvez que les deux pôles, vous pouvez affirmer qu'il y a grossesse simple avec hydropisie de l'amnios.

« Dans certains cas d'hydramnios, les deux pôles du fœtus sont très difficiles à trouver : vous cherchez en vain la tête. Si vous placez alors les mains sur la paroi abdominale, vous percevez de petites secousses qui se produisent à chaque instant : le fœtus entier frémit ; dans ce cas la cavité utérine contient un anencéphalien.

« Donc avec ces données :

1° Tension permanente de la tumeur.

2° Difficulté à trouver les pôles.

3° Difficulté à trouver la tête.

4° Mouvements convulsifs du fœtus, vous pourrez diagnostiquer un anencéphale. »

II. Auscultation

Les signes fournis par l'auscultation sont relatifs aux battements du cœur fœtal. Ces battements présentent ceci de particulier qu'ils ne sont perçus en aucun point d'une façon nette et précise, et que, si l'on veut déterminer leur maximum, ils semblent fuir sous l'oreille et s'éloigner pour revenir ensuite.

Ces phénomènes s'expliquent aisément grâce à ce que nous savons sur la disposition relative du fœtus et de la paroi abdominale d'une part, et de l'autre sur les mouvements du fœtus.

En effet, la difficulté avec laquelle on perçoit les battements du cœur fœtal tient à la grande quantité de liquide amniotique interposée entre l'enfant et l'oreille de l'observateur. Quant à l'intermittence dans l'intensité de cette perception, elle résulte des mouvements rapides auxquels se livre le fœtus dans la masse des eaux de l'amnios.

III. Toucher.

Le toucher nous permet de constater le ballottement et de déterminer quelle est la partie en présentation.

1° *Ballottement.* — C'est, comme on le sait, le choc en retour produit par la partie en présentation, sur le doigt, qui, introduit dans le col, imprime à cette partie un mouvement sec de bas en haut.

Il est évident que dans les cas d'anencéphalie, lorsqu'il y a hydramnios, le ballottement doit être plus facile à percevoir qu'à l'état normal, vu la liberté plus grande avec laquelle le fœtus peut-être déplacé. Il faut toutefois que le doigt puisse atteindre la partie en présentation, ce qui parfois n'est possible qu'à une époque avancée de la grossesse par suite du peu de développement du fœtus et de sa mobilité dans la cavité utérine.

2° *Présentation.* — Pour que le diagnostic d'anencéphalie puisse être posé par le toucher, il faut évidemment que l'enfant se présente par l'extrémité céphalique. Or, chez les anencéphales, le poids de la tête étant diminué, le centre de gravité se trouve éloigné de cette extrémité et le fœtus est placé pour ainsi dire dans un état d'équilibre instable.

Comme d'un autre côté la cavité utérine est très développée, la loi d'adaptation des parties ne s'applique plus ici ; on comprend donc que l'on puisse rencontrer toutes les variétés de présentation. C'est ainsi que dans nos observations nous trouvons des présentations de siège et de plan latéral, aussi bien que celles de l'extrémité céphalique.

Cependant, en vertu des mouvements répétés et étendus du fœtus, il arrive forcément un moment où la tête se présente et par des examens fréquents on pourra diagnostiquer ses anomalies.

La sensation fournie par le toucher est celle d'une partie bosselée, inégale, se déplaçant facilement sous le doigt et ne présentant pas en tous ses points la même consistance. On constatera l'absence des sutures et l'impossibilité d'arriver sur une fontanelle.

Puis on cherchera des points de repère qui seront fournis par les saillies de la base du crâne et de la partie postérieure du cou.

On sentira, en effet, une sorte de disque osseux surmonté de saillies assez régulières ; on notera surtout la saillie médiane formée par les apophyses clinoïdes ; puis, en arrière, la surface basilaire, terminée à sa partie postérieure par l'échancrure rachidienne ; enfin les deux prolongements latéraux que forment de chaque côté le rocher et le bord antérieur de l'occipital. Au-dessous de la surface basilaire, l'échancrure rachidienne se prolonge sous forme de gouttière limitée par un chapelet de tubercules osseux auxquels on reconnait les apophyses transverses des vertèbres cervicales.

Lorsqu'on aura noté ces différents points. on pourra porter avec certitude le diagnostic d'anencéphalie ; mais ce diagnostic sera rendu plus certain par les signes que l'on observera au moment de l'accouchement.

CHAPITRE III.

DIAGNOSTIC DE L'ANENCÉPHALIE PENDANT L'ACCOUCHEMENT

Dès le début du travail et surtout après la rupture de la poche des eaux, le diagnostic devient plus facile ; le fœtus, en effet, s'engage, la tension de l'utérus est considérablement diminuée par l'écoulement du liquide amniotique et l'on peut alors faire un examen plus direct du fœtus.

Le premier fait à noter, au début du travail, c'est la forme de la poche des eaux ; cette poche est très allongée et très volumineuse ; ce qui s'explique facilement si l'on se reporte à son mode de formation. En effet, la tête du fœtus ou la partie en présentation ne remplissant pas le détroit supérieur, une quantité d'eau, de plus en plus grande à chaque contraction utérine, vient distendre le point des membranes qui correspond au col de l'utérus et détermine sa dilatation.

D'autre part, les membranes présentent d'ordinaire une résistance très grande dans les cas d'anencéphalie, ce qui explique la lenteur avec laquelle elles se laissent distendre et la nécessité d'une rupture artificielle.

Cette rupture exige des tentatives répétées ; enfin, lorsque la chose est faite, il s'écoule une énorme quantité de liquide qui a atteint dans plusieurs cas six à huit litres.

L'utérus revient rapidement sur lui-même et s'applique sur le fœtus. C'est alors que la palpation et l'auscultation permettent de déterminer avec précision la position de l'enfant.

L'auscultation ne donne rien de spécial aux cas qui nous occupent ; elle aide à déterminer la position du fœtus ; on la pratiquera d'après les règles ordinaires.

Quant à la palpation, elle nous fait sentir le plan résistant du fœtus et ses petites extrémités ; mais si nous cherchons à délimiter la tête, nous ne pouvons y arriver, ce qui tient à ce que, grâce à son faible volume, elle disparaît en entier dans l'excavation dès le début du temps d'engagement.

C'est surtout par le toucher que nous arriverons à un diagnostic certain ; car aux signes qu'il nous a donnés pendant la grossesse, vient s'ajouter la constatation de tous les détails qui constituent la base du crâne. Ce sont d'abord les yeux, rarement recouverts par les voûtes orbitaires et qui donnent la sensation de petites tumeurs molles et sphériques ; puis les dépressions et les saillies de la base du crâne que nous avons déjà décrites, notamment les apophyses clinoïdes, le rocher, la surface basilaire ; enfin l'échancrure rachidienne et la gouttière qui lui fait suite sur une étendue plus ou moins grande et qui est limitée de chaque côté par la série des tubercules qui représentent les apophyses transverses des vertèbres.

Tels sont les signes auxquels un observateur exercé reconnaîtra aisément, croyons-nous, la présence d'un anencéphale. Ce diagnostic est du reste facilité par les examens précédents de la femme ; les signes que l'on observe pendant l'accouchement viennent confirmer le diagnostic qu'on avait porté pendant la grossesse.

CONCLUSIONS.

Nous nous sommes attaché à démontrer les points suivants :

La cause qui produit l'anencéphalie est inconnue ; mais de
nombreuses et savantes expériences semblent établir que cette
monstruosité tient à un arrêt de développement des vésicules
encéphaliques et médullaires, résultant d'une hydropisie développée dans leur intérieur ; cette hydropisie est produite par
un état particulier du sang caractérisé par l'absence plus ou
moins complète de globules.

Le diagnostic de l'anencéphalie est possible pendant la
grossesse et l'accouchement :

A — Pendant la grossesse on constate les signes suivants :

I. — *Palpation*:

1° Volume considérable du ventre, tension de l'utérus,
fluctuation manifeste caractérisant l'hydramnios ;

2° Modifications des mouvements actifs du fœtus au point
de vue de :

    a — l'intensité — elle est ordinairement exagérée ;

    b — le siège — on les perçoit successivement dans des
        points très éloignés ;

    c — la coordination — ils présentent un caractère vibra-
        toire, spasmodique, mais très irrégulier.

II. — *Auscultation*:

Faiblesse, éloignement, déplacement rapide des bruits du cœur du fœtus.

III. — *Toucher :*

1º Ballottement — il est en général exagéré; mais difficile à provoquer par suite du faible développement du fœtus ;

2º Présentation — on constate les saillies de la base du crâne et comme points de repère :

>Les apophyses clinoïdes ;
>La surface basilaire ;
>Le rocher ;
>Le bord de l'échancrure rachidienne ;
>La gouttière rachidienne limitée par la série de tubercules représentant les apophyses transverses des vertèbres.

B — Pendant l'accouchement — la palpation et l'auscultation ne donnent rien de spécial.

On notera la forme de la poche des eaux, allongée et volumineuse. Après sa rupture, rarement spontanée, il s'écoule une quantité énorme de liquide amniotique.

Puis on déterminera par le toucher les points de repère qui sont les yeux et les saillies de la base du crâne que nous avons indiquées plus haut.

Paris. — Typ. A. Parent, A. Davy, succr, imp. de la Faculté de médecine, 52, rue Madame, et rue Monsieur-le-Prince, 14.

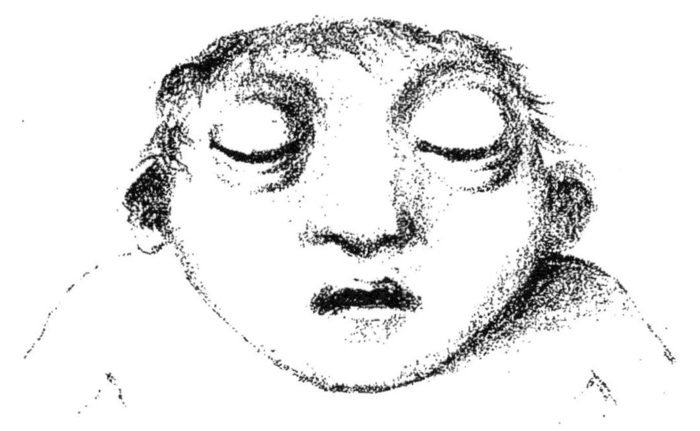

fig. 1.

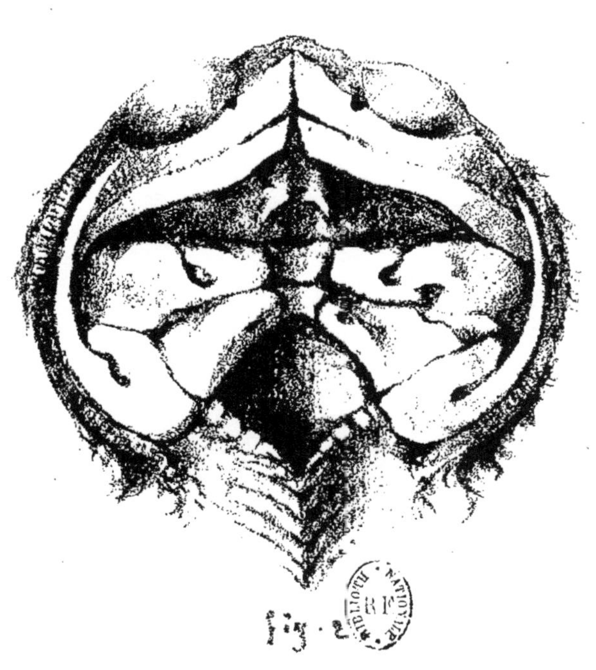

fig. 2.

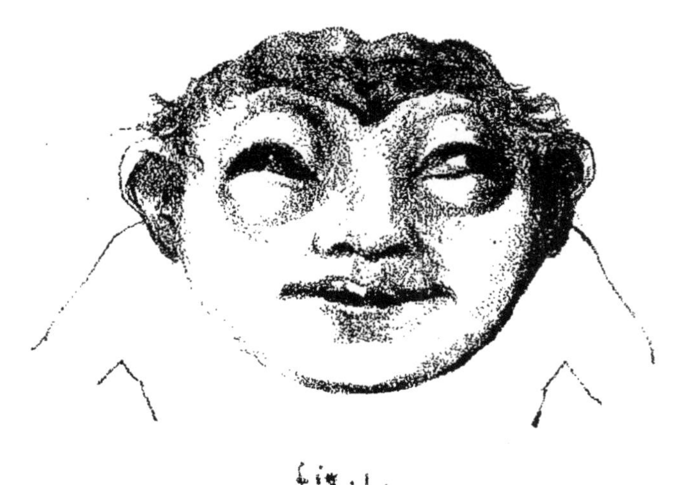

fig. 1.

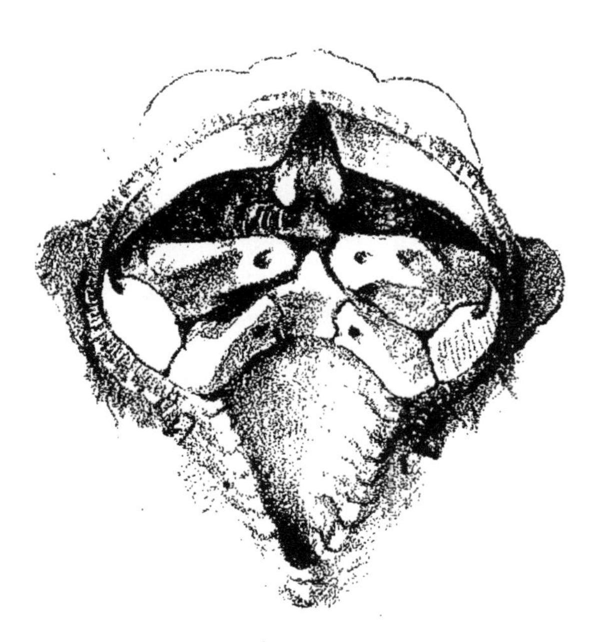

fig. 2.

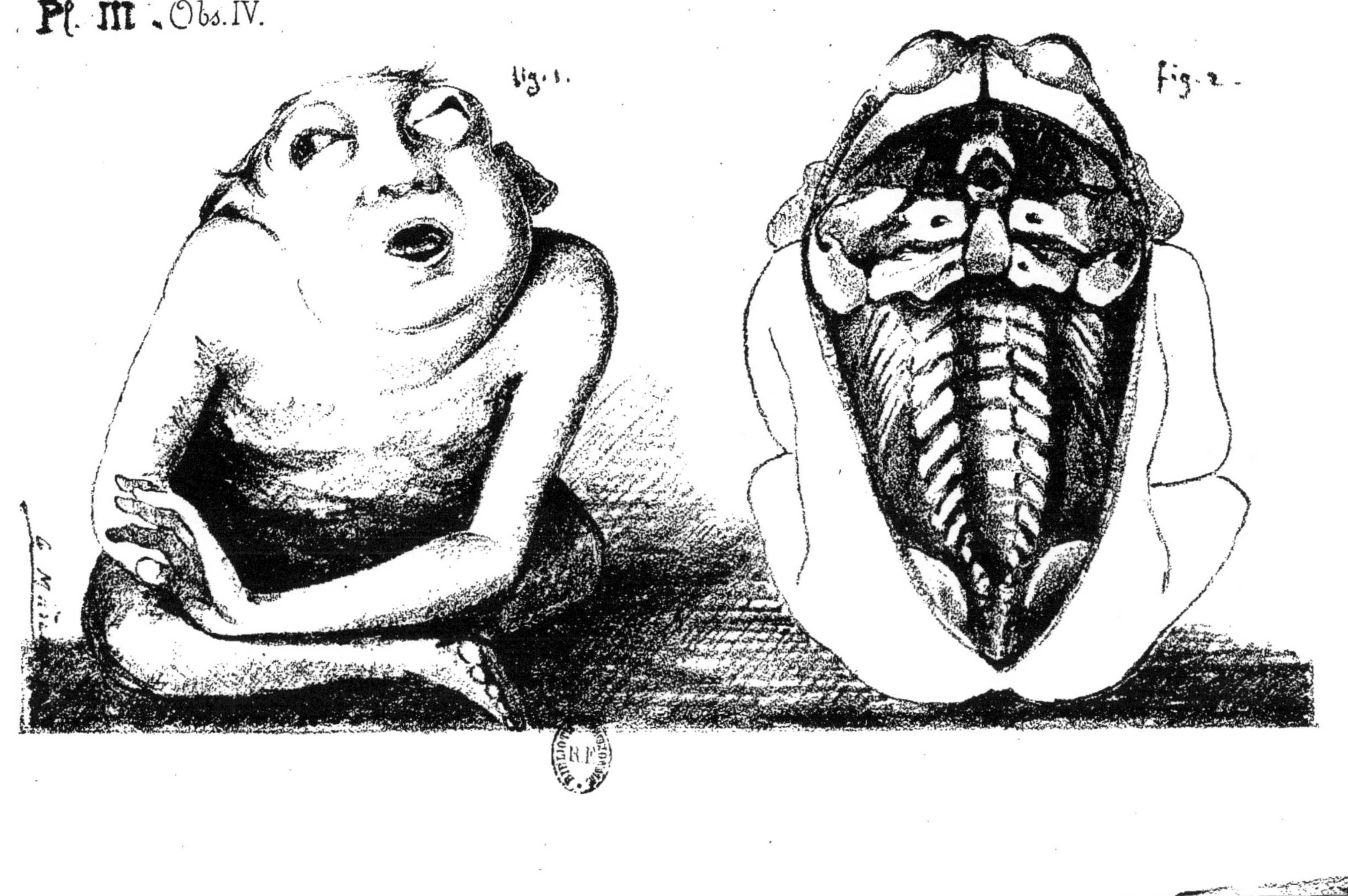
Pl. III. Obs. IV.
fig. 1.
fig. 2.
G. Müller

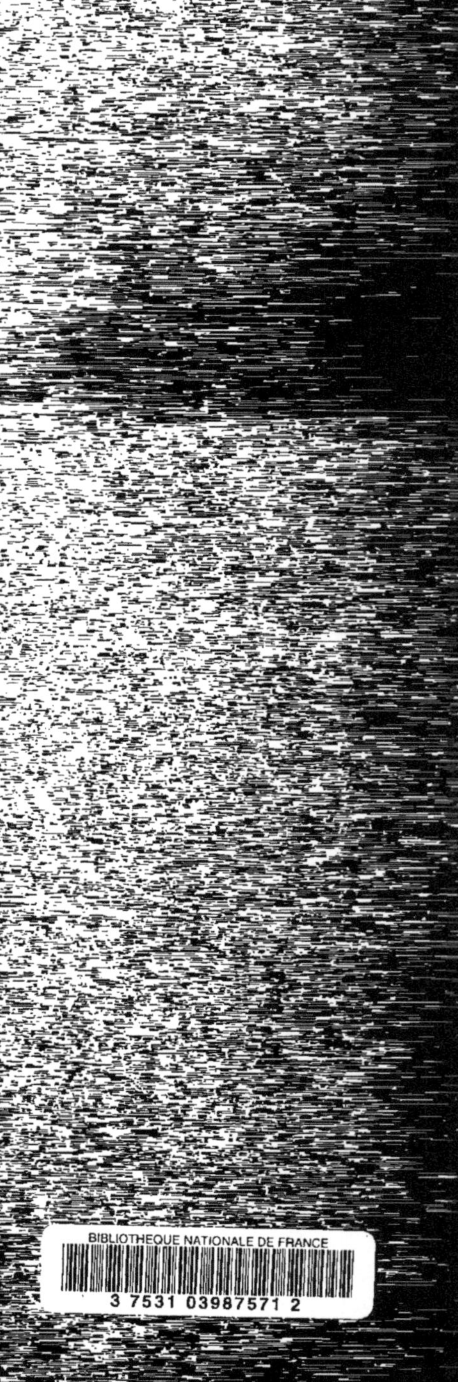

www.ingramcontent.com/pod-product-compliance
Ingram Content Group UK Ltd.
Pitfield, Milton Keynes, MK11 3LW, UK
UKHW021716130726
13696UKWH00004B/1861